LA RAGE.

SYMPTOMES, TRAITEMENT, HYGIÈNE.

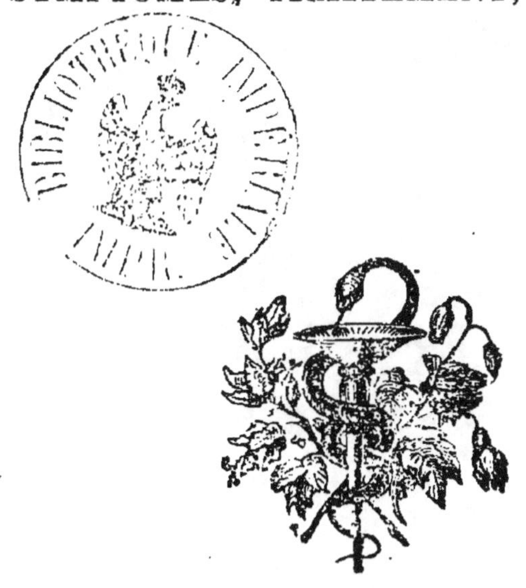

MOUTIERS,

IMPRIMERIE DE CHARLES DUCREY.

M DCCC LXV.

LA RAGE.

Les journaux enregistrent depuis quelque temps
des faits de rage canine, qui malheureusement
paraissent se produire cette année, avec une fré-
quence inaccoutumée. — Notre pays a été récemment
visité par un de ces dangereux animaux, et l'admi-
nistration municipale de Moûtiers a publié à cette
occasion deux arrêtés pleins de sagesse ; mais pour
être efficaces, les mêmes mesures auraient dû être
prises par les maires de tout l'arrondissement. Pour
quoi ne l'a-t-on pas fait? Est-ce incurie? — dans un
cas aussi grave, l'incurie est un crime social. Nous
aimons mieux croire que cette fausse sécurité tient
à ce que les caractères de la rage étant généralement
mal connus et mal définis, on ne commence à se
préoccuper du danger que lorsque la maladie est
manifestement déclarée. Nous croyons donc rendre
un service au public en exposant les symptômes de
cette épouvantable affection d'une manière claire et
succincte, afin que chacun puisse s'en faire une idée
juste et bien caractérisée. Les travaux de deux
vétérinaires illustres, MM. Delafosse et Bouley, et
nos observations personnelles nous serviront de
guides dans cette étude.

La rage est une maladie éminemment contagieuse qui se développe spontanément ou qui est transmise par la salive d'un animal enragé mise en contact avec la peau ulcérée. Il faut absolument qu'il y ait absorption du virus ou venin pour que l'empoisonnement ait lieu ; quelques-uns pensent que la salive d'un animal malade peut déterminer la rage lors même qu'elle n'aurait été en contact qu'avec la peau, sans qu'il y ait eu morsure, pourvu qu'elle se trouvât dans des conditions favorables d'absorption, telle serait une transpiration abondante qui en dilaterait les pores.

Les cas de rage les plus fréquents se manifestent dans la race canine, et comme cet animal est celui qui est admis le plus avant dans l'intimité domestique, c'est aussi malheureusement à lui que nous devons la plupart des cas de rage transmise à l'homme. Mais bien d'autres animaux peuvent devenir enragés, et nous pensons que tous les ruminants et les carnassiers sont susceptibles de l'être ; ainsi on a vu des loups, des renards, des chats, des bœufs, des porcs et des brebis devenir enragés, et communiquer la maladie à d'autres animaux.

Lorsque le virus de la rage est entré dans le sang, il y séjourne quelque temps sans produire aucun effet sensible ou appréciable. Ce n'est qu'après un laps de temps plus ou moins long qu'ils commencent à se manifester, et que l'on voit apparaître les premiers symptômes. La durée de l'incubation du virus est excessivement variable ; pour l'homme, on l'a trouvée de moins d'un mois à une année, et pour le chien de douze à cent quarante-trois jours. Ainsi tombe tout d'abord un premier motif de sécurité qui est enraciné dans les populations, que la rage ne se développe plus passé les quarante jours ; rien n'est plus faux, rien n'est plus dangereux que la propagation de cette erreur.

Avant de décrire les symptômes de la rage, faisons justice de deux autres préjugés populaires qu'il est tout aussi important de détruire.

On a donné à la maladie qui nous occupe les noms de rage qui suppose de la fureur, et d'hydrophobie qui veut dire horreur de l'eau, or rien n'est plus faux ; l'animal, dit enragé, n'a pas d'abord l'aspect furieux, ce n'est que pendant les accès de rage confirmée que son œil, sa physionomie deviennent farouches ; nous reviendrons sur ce symptôme. Quant à la conclusion que l'on tire qu'un animal n'est pas enragé parce qu'il boit, on ne saurait trop combattre une idée aussi dangereuse, et qui ne tendrait à rien moins qu'à ne pas s'inquiéter de lui du moment qu'il boit. Tous les animaux enragés boivent pendant l'intermittence des accès, et boivent même avidement surtout l'eau froide. Nous avons été plusieurs fois témoin de ce fait dans les hôpitaux où nous avons pu suivre des hommes enragés, et qui, loin de refuser les liquides et d'en avoir horreur, demandaient instamment à boire pendant les intervalles de repos que leur laissait la maladie. M. Bouley va plus loin, il dit que même pendant les accès, lorsque le gosier de l'animal est resserré spasmodiquement et ne peut avaler, il fait des efforts pour boire, et qu'on le voit quelquefois mordre le vase qui contient le liquide, ou y plonger complètement son museau. Ainsi il est

bien convenu que les mots *rage* et *hydrophobie* ne
signifient rien et qu'il faut chercher ailleurs les
symptômes de la rage.

SYMPTOMES.

Nous étudiérons la rage pendant ses premières
manifestations, et à l'époque où les symptômes en
sont tellement frappants qu'elle ne peut plus être
méconnue.

La crainte est le commencement de la sagese, et,
dit M. Bouley, ici la crainte est la sagesse même.
Posons en principe que tout chien malade est suspect;
on ne craint que de se tromper en mal. En effet,
rien de vague, d'insidieux, de variable comme les
premières manifestations de la rage.

D'abord l'animal malade devient triste, inquiet,
agité, il change fréquemment de place, il est affaissé,
va, vient, se cache dans des réduits obscurs, sous
des meubles; — il obéit encore, mais lentement,
comme à regret, il ne cherche pas encore à mordre;
il perd un peu de son appétit ordinaire.

Ces symptômes, hâtons-nous de le dire, ne sont
pas caractéristiques de la rage; ils peuvent tenir à
une foule d'autres maladies. Mais suivant ce que
nous avons dit plus haut, ils doivent éveiller l'attention et mettre en garde contre la possibilité de la
manifestation de rage. Dès qu'on les constatera sur
un animal, il faudra le séquestrer et suivre attenti-
vement le développement des symptômes consécutifs
qui ne tardent pas à apparaître.

Bientôt à cet état mal défini succède une période d'agitation beaucoup plus prononcée ; l'animal remue sa couche, l'éparpille ensuite pour la refaire de nouveau avec son museau et ses pattes, il fouille incessamment les recoins de la maison, des cours, et des endroits où il se trouve comme s'il cherchait un objet perdu.

Alors se manifeste le délire *rabique* : le chien aboie vers un mur, sans motif, se précipite en avant comme pour saisir un objet, quoique rien ne s'offre à sa vue, ce qui est un signe caractéristique de l'action de la maladie sur le cerveau. Son imagination est évidemment troublée par des hallucinations. Nous avons nous-même observé ce phénomène d'aberration des sens sur deux sujets : un enfant de quatorze ans et une femme de cinquante-cinq qui ont succombé à cette maladie.

Ici se place une remarque importante : si le chien malade est d'un naturel doux et affectueux, il devient inquiet et se rapproche fréquemment de son maître, comme pour implorer sa protection, il lui prodigue même des caresses extraordinaires, lui lèche les mains ; mais toutes ces démonstrations affectueuses sont accompagnées d'un air contraint et soucieux qui doit éveiller l'attention, et mettre en garde contre l'existence de l'épouvantable affection qui va se manifester. Chez le chien dit de garde, au contraire, peu habitué aux caresses, la physionomie prend dès lors quelque chose de farouche, l'œil devient étincelant et le regard d'une fierté audacieuse.

Mais bientôt le tableau change, les symptômes

s'aggravent : l'animal qui a continué de manger, quoique avec un certain dégoût, commence à être pris d'une véritable dépravation du goût ; il mange du bois, du linge, de l'herbe, des ordures même des autres animaux ; il ne mange pas seulement, il déchire, il broie les objets qui s'offrent à lui. Ce symptôme est caractéristique de la rage confirmée. Le timbre de la voix est complètement changé : il est plus voilé, rauque, et plus bas qu'à l'ordinaire ; au lieu d'être plein, vibrant, et régulier, il devient indécis, et va en s'éteignant comme s'il partait du fond du gosier.

Quelque difficulté que l'on éprouve à faire comprendre ces nuances de l'aboiement du chien enragé, il faut noter ce fait, que dans la rage confirmée, il y a un changement remarquable dans la voix et que ce symptôme ne fait jamais défaut.

Dès lors l'animal cherche à mordre, mais ce qui excite surtout sa fureur, et je parle ici de tous les animaux enragés, et non du chien seulement, c'est la vue d'un chien non enragé. On peut dire que le chien est la pierre de touche qui fait reconnaître l'animal enragé.

La présence de la bave à la bouche du chien, pas plus que son absence, n'est une preuve de rage, par elle seule ; lorsqu'elle n'existe pas, l'animal, ayant le gosier sec, cherche à y introduire les pattes comme s'il voulait en retirer un corps étranger, malheur alors à l'homme qu'une pitié imprudente ferait venir en aide à l'animal pour seconder ses efforts.

Pendant cette période, il est un fait important à constater, c'est une apparence d'insensibilité à la douleur ; les coups, les brulûres mêmes ne paraissent exciter chez l'animal aucune sensation particulière.

Enfin la maladie se termine par des accès de fureur épouvantables : l'œil ardent, injecté, l'aspect farouche, le chien se précipite en aveugle sur tout ce qui se trouve sur son passage, en poussant son hurlement caractéristique, il mord, il déchire à pleine mâchoire les objets qu'il peut saisir. Bientôt ces phénomènes se calment, une prostration complète succède à cet état de fureur jusqu'à ce qu'un nouvel accès le réveille, le pousse de nouveau à courir, à mordre ; enfin sa démarche devient incertaine, la vue se trouble, et la mort par paralysie vient clore cette scène épouvantable. Mais malheur encore à l'imprudent qui, le rencontrant couché sur le bord d'une route pendant l'intervalle de deux accès, irait le réveiller : d'un bond il se précipite sur l'aggresseur en lui faisant payer cher sa témérité.

· Tels sont, en peu de mots, les symptômes qui forment le tableau de cette affreuse maladie. Nous renvoyons ceux qui désireraient de plus amples détails au rapport de M. Bouley, à l'ouvrage de de M. Simon et au traité de M. Delafosse. Nous n'avons voulu que grouper les signes les plus caractéristiques de la rage, et nous répéterons encore avec M. Bouley que le meilleur préservatif est d'en avoir peur.

TRAITEMENT.

On ne traite pas les animaux enragés, on les tue. Lorsqu'un homme a été mordu, il doit sans perdre de temps cautériser la morsure avec le feu, après l'avoir lavée à grande eau, avec de l'urine, du vinaigre, en un mot, avec ce qu'on a sous la main. La cautérisation est essentielle, elle doit être profonde, lente et faite avec un fer rougi lorsqu'on le peut ; mais si l'on se trouve loin de toute habitation, il faut se servir de tous les caustiques que l'on peut avoir, une allumette enflammée peut remplir cet office ; si l'on n'a absolument aucun moyen de brûler la plaie, il faut la laver avec soin, faire une ligature au dessus et se hâter de la faire cautériser ; car nous ne saurions trop le répéter, là est l'unique espoir de salut. Tous les remèdes secrets sont une ignoble friponnerie qui devrait être assimilée à un vol sur la place publique. Qu'on les emploie après la cautérisation, nous ne nous y opposerons pas, sachant quelle puissante influence peut avoir l'imagination dans les affections nerveuses ; mais qu'on se garde bien de se reposer sur les effets de ces remèdes qui ne sont qu'une honteuse spéculation de la crédulité publique ; dans une question aussi grave que celle-ci, la tolérance est un crime social.

Et que l'on ne nous cite pas l'exemple d'un tel et d'un tel autre qui ont été guéris par l'onguent, la poudre B, l'élixir C ; — nous savons que tous les chiens mordus par un animal enragé, ne le deviennent pas tous fatalement, et qu'ainsi on peut aussi bien prévenir une rage qui ne se déclarera pas avec de l'eau fraîche qu'avec un onguent mystérieux. Mais nous insistons sur cette considération que le seul moyen de prévenir efficacement le développement de la rage chez un sujet mordu est la cautérisation profonde pratiquée dans le moment le plus rapproché de l'accident. Nous ne parlerons pas ici du traitement de la rage confirmée, parce que cela nous entraînerait trop loin, et parce que malheureusement on en est encore réduit à des tâtonnements rarement couronnés de succès. Encore une fois, le meilleur traitement de la rage est d'en avoir peur. Ceci nous conduit naturellement à rechercher les moyens les plus efficaces pour arrêter le mal d'abord, et ensuite pour le neutraliser autant qu'il est possible.

Nous allons exposer le système auquel nous voudrions que l'on se rattachât.

HYGIÈNE.

A Constantinople, en Algérie, dans les vastes prairies de l'Amérique du Nord où les chiens vivent par troupes nombreuses, en pleine liberté, les cas de rage sont absolument inconnus. Ces animaux y subissent cependant toutes les influences auxquelles on a attribué le développement de la rage : la faim, la soif, la chaleur, le froid intense, en un mot, toutes les vicissitudes atmosphériques. A quoi donc rattacher cette immunité ? — Une idée a été mise en avant plusieurs fois, mais elle n'a trouvé que des incrédules et des persifleurs, — c'est la nécessité de l'accouplement comme moyen préservatif de la rage. Nous ne voulons pas exposer ici les raisonnements qui nous ont conduit à comprendre la rage à un autre point de vue que celui du simple empoisonnement, mais nous ferons observer que dans ces tribus immenses de chiens errants en toute liberté, le nombre des femelles est proportionné à celui des mâles dans les besoins de l'espèce et qu'en dehors de cette exception en leur faveur, toutes les autres conditions de leur existence sont semblables à celles des chiens privés, nous dirons même qu'elles sont pires.

Ce fait nous semble grave et digne d'attention.

En effet, voyez ce qui se passe dans nos villes et dans nos campagnes lorsqu'une chienne est en rut ; examinez les physionomies des mâles : leur aspect trahit quelque chose de rabique. Ils présentent les symptômes d'une attaque de rage à son début. Ils ne mangent plus, ils sont inquiets, n'obéissent plus à la voix de leur maître, courent constamment, sont hargneux, batailleurs, leur œil est étincelant. S'ils sont enfermés, ils vont et viennent dans l'appartement, se dirigeant toujours vers la porte, sautent même par les fenêtres. Ces inquiétudes ne peuvent atteindre les chiens vivants en troupes ; — on le voit bien lorsque l'on renferme un chien seul avec une chienne en rut : il est beaucoup plus calme que s'il doit la disputer à plusieurs autres. Une considération m'a frappé qui vient à l'appui de cette théorie : c'est que les cas de rage sont plus fréquents à la campagne qu'à la ville, parce que les femelles y sont plus rares. Nous avons une chienne, et notre profession nous conduit souvent dans les villages, eh bien ! voici ce que nous avons remarqué : — nous nous promenons dans la ville sans attirer l'attention des chiens, tandis qu'en arrivant dans un village, nous sommes l'objet des démonstrations empressées de toute la population canine. Cette différence d'accueil ne prouve-t-elle pas que notre manière de voir n'est pas complètement soutenue à plaisir ? Une observation que l'on devrait faire, et qui serait d'un grand poids pour résoudre la question, ce serait de savoir si la rage s'est quelquefois déclarée spontanément sur un chien châtré.

Nous ne voulons pas tirer des conclusions légales de ces prémisses, car elles attenteraient à la liberté, mais nous pensons que l'on pourrait favoriser la multiplication des femelles, en diminuant l'impôt qui pèse sur la race canine, en faveur de ceux qui tiendraient des chiennes. Cela pourra paraître puéril et ridicule, mais lorsqu'il s'agit d'un danger de tous les jours, lorsqu'il est question d'éteindre un virus qui fait chaque année trop de victimes, nous ne pensons pas que cette espèce de prime soit plus absurde que celles que l'on donne pour les taureaux, les verrats ou les baudets.

Quant aux autres mesures à prendre, dès qu'un animal enragé a été signalé dans une localité, elles doivent être de la dernière rigueur.

Tout individu qui a pu voir mourir un homme de l'affreuse maladie qui nous occupe sera de notre avis. Ainsi, faire aussitôt abattre sans pitié tout animal mordu, appartint-il à l'Empereur. Nous disons cela avec intention, car nous avons souvent vu des maires temporiser lorsqu'il s'agissait du chien de M. un tel, tandis qu'ils faisaient exécuter sévèrement la loi sur le roquet d'un pauvre diable. Point de sursis pour juger si l'animal deviendra enragé : chien mordu, chien tué, et voilà le seul moyen d'éclaircir la question.

La muselière ne sert qu'à irriter les chiens, on ne doit la prescrire que pour les gros chiens qui sont dangereux toute l'année, et ceux-là ne devraient être tolérés que dans les fermes, ou les enclos. Que signifient ces affreux boule-dogues, ces mâtins vaguant dans nos rues? On serait plus en sûrété souvent dans une forêt africaine qu'en face de l'étal d'un boucher, car ces Messieurs ont tous la sotte manie d'avoir des chiens plus gros que les veaux qu'ils tuent. Que l'on fasse justice de ces animaux ; nos rues ne sont pas des Jardins des Plantes. Comment se défendre contre un de ces molosses rendus furieux? A mort donc.

Une autre mesure à prendre, c'est l'uniformité de la taxe pour les chiens ; et que l'on ne vienne pas à ce sujet faire de la sensiblerie sur cet ami de l'homme, ce pilote de la clarinette aveugle, et autres vieilleries du même genre ; on sait à quoi s'en tenir sur cette élégie qui est armée de crocs. Que tous les chiens payent cinq francs ; — ou ils sont utiles, et alors on ne doit pas regretter de payer, — ou ils ne le sont pas, et alors débarrassez-vous en. On voit des mendiants tenir un chien qu'ils nourrissent comme eux de la charité publique,— abattez-le. — Il faut que cette mesure de l'uniformité de la taxe soit prise dans tout l'Empire, et pour que nul ne puisse s'y soustraire, voici le moyen que nous proposerions ; Chaque chien devrait porter sur son collier estampillé au nom de la commune, le nom de son propriétaire. Tout chien sans collier officiel serait abattu ; tout chien vaguant serait reconnu, ramené à son propriétaire, ou, si on ne le découvre pas, abattu. C'est ainsi qu'en peu de temps les cas de rage diminueraient et que du moins on pourrait plus facilement en arrêter les tristes conséquences.

Résumons-nous :

PRÉJUGÉS POPULAIRES , IDÉES FAUSSES
QU'IL FAUT COMBATTRE.

Il est faux : — *Que les chiens enragés soient furieux dès le commencement de la maladie.*

— *Qu'ils ne boivent, et ne mangent plus quand ils sont enragés.*

— *Que la rage ne se développe plus au delà de quarante jours.*

SYMPTOMES DE LA RAGE.

Au début : — *Tristesse, inquiétude, agitation.*

Puis : — *Hallucinations, aboiements vers des objets imaginaires, commencement de changement dans la physionomie, œil brillant, agitation plus marquée et presque continuelle*

Confirmée : — *Dépravation du goût, changement remarquable de la voix, ce signe est toujours vrai, — fureur, besoin de mordre, haine pour le chien non malade.*

Traitement : — *Cautérisation profonde, le plus tôt possible.*